AF586704

ÉTUDE CLINIQUE

SUR LE

CANCER PRIMITIF ET SECONDAIRE

DU PANCRÉAS

PAR

Ch. MADRE

DOCTEUR EN MÉDECINE DE LA FACULTÉ DE PARIS

PARIS

ALPHONSE DERENNE

52, Boulevard Saint-Michel, 52

1883

MEIS ET AMICIS

A MON PRÉSIDENT DE THÈSE

M. LE PROFESSEUR POTAIN

ÉTUDE CLINIQUE

SUR LE

CANCER PRIMITIF ET SECONDAIRE

DU PANCRÉAS

INTRODUCTION

L'idée de ce travail nous a été inspirée par un malade très intéressant, que nous avons pu observer dans le service annexe de l'hôpital Cochin, dirigé par le docteur R. Moutard-Martin. Ce malade, dont le diagnostic avait été *cancer latent de l'estomac et compression des voies biliaires*, présenta à l'autopsie les lésions d'un cancer primitif du pancréas. Nous avons jugé ce sujet assez rare et assez intéressant pour en faire l'objet de notre thèse inaugurale. Nous avons été d'ailleurs soutenu et encouragé dans cette étude par M. le docteur E. Gaucher, chef de clinique de la faculté ; aussi n'irons-nous pas plus loin sans lui adresser nos sincères remerciements pour l'extrême bienveillance dont il a fait preuve à notre égard.

Nous avons puisé dans les observations que nous avons recueillies les éléments de notre travail, ainsi que dans les travaux de Mondière, de Bécourt, d'Ancelet, de Fauconneau-Dufresne et les quelques thèses inaugurales écrites sur ce sujet. Ces travaux se rapprochent plus ou moins directement de notre sujet ; cependant ils nous ont fourni d'utiles renseignements sur la pathologie si obscure du pancréas. Les expériences de Cl. Bernard, de Corvisart, de Schiff, en physiologie, les belles leçons de Vulpian, le *Traité des humeurs* de M. Robin nous ont été très utiles dans beaucoup de circonstances. Nous donnerons d'ailleurs en terminant, pour compléter ce rapide aperçu bibliographique, un index plus complet.

Nous n'avons pas la prétention dans ce modeste travail d'avancer de beaucoup l'état de la question ; assurément il faudrait plus d'expérience et plus d'autorité que nous n'en avons. Notre œuvre consistera *plutôt en critique sur les différentes* manières dont les auteurs ont interprété les symptômes des maladies du pancréas ; nous tâcherons ensuite de mettre en lumière quelques points de notre sujet méconnus ou ignorés. Cette étude est en effet très difficile : d'abord parce que les lésions concomitantes si variées que le pancréas malade tient sous sa dépendance égarent ordinairement le diagnostic ; ensuite, parce que cet organe est trop profondément situé pour être dans la plupart des cas accessible aux procédés ordinaires d'investigation ; enfin, comme troisième et dernière raison, parce que le mode d'action des sucs digestifs est extrêmement complexe.

Voici, pour terminer cette introduction déjà trop longue, le plan que nous nous proposons de suivre :

Dans la première partie, nous étudierons l'étiologie, la fréquence comparée des affections cancéreuses primitives ou secondaires du pancréas, la marche que suit la tumeur dans son évolution, les désordres qu'elle peut amener dans les organes voisins ; enfin nous dirons un mot des différentes formes anatomiques.

Nous donnerons, dans la seconde partie, les observations que nous avons recueillies ; l'une de ces observations, inédite, est due à M. le Dr Gaucher ; une autre a été prise sur la malade que nous avons eu l'occasion d'observer, elle a d'ailleurs été publiée dans les *bulletins de la Société anatomique* de 1881. Enfin nous avons puisé les autres dans différents journaux de médecine français ou étrangers ; nous en indiquerons la provenance en temps et lieu.

La troisième partie sera consacrée à l'étude des symptômes et de leur valeur au point de vue clinique et physiologique.

En raison de l'importance de la question, nous consacrerons un paragraphe spécial aux rapports qui pourraient exister entre le diabète maigre et les lésions cancéreuses du pancréas. Ce chapitre se rattache tout naturellement au précédent, car certains auteurs font de la glycosurie un des symptômes des affections du pancréas.

Nous étudierons dans la cinquième partie la marche de la maladie, sa durée, sa terminaison.

Nous n'aurons que très peu de chose à dire du traitement, qui, comme celui de toutes les affections cancéreuses, n'est que purement palliatif.

Enfin nous terminerons en donnant les conclusions qui nous sembleront résulter de notre travail.

Nous ne voulons pas entrer en matière avant de remercier M. le professeur Potain, pour l'honneur qu'il a bien voulu nous faire, en acceptant la présidence de cette thèse.

PREMIÈRE PARTIE

ÉTIOLOGIE

L'étiologie du cancer du pancréas est très obscure. Si nous en croyons Franck, ce serait la mauvaise alimentation qui rendrait les cancers de l'estomac et du pancréas si fréquents en Lombardie chez les paysans. L'abus des alcooliques est signalé par Salmuth. Malgré les opinions de ces savants, il est évident que nous ne savons rien de l'étiologie, et que ces différentes assertions demandent à être démontrées. Nous en sommes donc réduit à admettre l'hérédité ou bien le chagrin, comme dans notre première observation. Rahn et Franck, d'après leurs propres observations, semblent admettre la prédominance du sexe féminin ; si nous consultons les observations que nous avons recueillies, nous verrons qu'il n'en est rien. Ancelet, sur 161 cas, a trouvé 102 hommes et 59 femmes. Quant à l'âge, nous pouvons dire d'une façon générale que nous rencontrons le plus souvent cette affection de quarante à soixante-dix ans ; il est bon cependant de signaler un cas de cancer trouvé chez un enfant nouveau-né, cas que nous avons relevé dans les *Bulletins de la Société anatomique*.

Fréquence. — Les auteurs qui ont étudié les maladies du pancréas sont d'accord sur ce point, c'est-à-dire sur la fréquence du cancer du pancréas comparée aux autres affections de cet organe. En effet, l'inflammation aiguë du pancréas est encore je dirai, presque à l'état hypothétique, malgré l'observation qui fait le sujet de la thèse de M. le Dr Maigre, car le malade guérit rapidement et le diagnostic ne put ainsi être vérifié. L'atrophie du pancréas, simple ou graisseuse, existe dans certains états pathologiques, en particulier dans le diabète maigre; mais c'est une lésion très rare. Les calculs et la dégénérescence tuberculeuse se rencontrent plus souvent.

Il nous a semblé intéressant d'envisager les rapports de fréquence existant entre les affections cancéreuses du pancréas et les cancers des autres organes. Tanchou, sur 918 cas tirés des registres de l'état civil du département de la Seine, ne l'a noté que deux fois. Marc d'Espine et Lebert soutiennent que la localisation de la diathèse sur cet organe est excessivement rare. Cependant Ancelet a pu réunir 200 cas, mais, il ne nous en indique pas la fréquence. Nous avons voulu nous rendre un compte exact de la question; pour cela, nous avons relevé dans les *Bulletins de la Société anatomique* depuis 1826 jusqu'en 1880, les cas dans lesquels nous avons trouvé des cancers du pancréas, de la vésicule et des canaux biliaires, du foie et du duodénum. Nous sommes arrivé aux résultats suivants :

Affections cancéreuses primitives ou secondaires.

De la vésicule biliaire.	25	cas
Des canaux biliaires.	19	»
Du foie.	135	»
Du duodénum.	8	»
De l'épiploon	17	»
Du pancréas	16	»

L'opinion des auteurs qui ont nié cette fréquence n'est donc plus admissible pour nous.

L'existence du cancer primitif, c'est-à-dire débutant par la glande elle-même, a été vivement discutée. Voici comment s'exprime, à ce sujet, M. Lebert dans son *Traité des maladies cancéreuses* : « Nous n'avons que peu de chose à dire « sur le cancer du pancréas comme affection primitive, il « n'en existe qu'un petit nombre d'exemples dans la « science, nous n'avons pour notre part jamais rencontré « un cancer primitif de cette glande. » Il est évident que M. Lebert est tombé dans l'exagération ; cependant, il est quelquefois assez difficile dans une autopsie de cancéreux de voir par où la lésion a débuté, et, si je puis m'exprimer ainsi, cette même lésion peut rester à l'état latent dans un organe tandis qu'elle affecte une marche beaucoup plus rapide dans un autre. Quoi qu'il en soit, il est acquis aujourd'hui à la science que le cancer peut débuter spécialement dans le pancréas lui-même, soit qu'il y reste localisé, soit qu'il s'étende vers d'autres organes : plusieurs de nos observations font foi de ce que nous avançons ici.

Siège et début du cancer. — La tête semble être le siège de prédilection de la maladie. Notons cependant que, dans la troisième observation, le cancer paraît s'être développé primitivement dans la queue, car la lésion est beaucoup plus avancée dans cet endroit. Ce fait est important à noter, car il nous rend compte de l'apparition plus ou moins rapide des phénomènes de compression, et en particulier de l'ictère. Le pancréas cancéreux prend généralement l'apparence d'une masse irrégulièrement bosselée et blanchâtre ; cependant, dans un cas d'Abercrombie, la surface en était complètement lisse.

Formes anatomiques. — Le cancer du pancréas peut se présenter sous différentes formes ; cependant la forme *squirrho-lardacée* est la plus fréquente. Dans ce cas, la tumeur se présente sous l'aspect d'une masse blanchâtre, assez dure à la coupe, laissant s'écouler peu de suc par la pression et le râclage. Le stroma fibreux de nouvelle formation est très épais et très résistant, et limite des alvéoles remplis de cellules libres dans un liquide peu abondant.

La seconde forme est l'*encéphaloïde*. Dans ce cas, la tumeur est assez irrégulièrement globuleuse ; l'observation de M. le docteur Dreyfus nous en donne un bel exemple.

Dans ces derniers temps, on a rencontré en Allemagne une forme particulière : c'est l'*épithéliôme à cellules cylindriques* ; dans le cas de M. Richard Pott, c'est le canal de Wirsung qui paraît avoir été le siège primitif de la maladie. Toutefois nous manquons de détails sur cette singulière observation.

Enfin nous signalerons une forme très rare rencontrée chez un malade de M. Labadie-Lagrave ; on aurait trouvé des granulations mélaniques dans les cellules cancéreuses. Ce serait donc un cancer *mélanique*.

La maladie reste rarement, avons-nous dit, localisée dans le pancréas seul ; aussi voyons-nous, dans la plupart des cas, les organes voisins participer à la diathèse. Les relations si étroites qui existent entre les différents viscères abdominaux nous expliquent parfaitement ce fait. Si nous nous reportons à l'anatomie du pancréas, nous voyons que l'extrémité droite ou tête du pancréas est enclavée dans la concavité du duodénum ; elle est ainsi en rapport intime avec le canal cholédoque qui vient s'ouvrir dans l'ampoule de Vater, à côté du canal de Wirsung. L'extrémité gauche s'applique contre la rate à laquelle elle est reliée par un repli du péritoine. La face antérieure est en rapport avec la face postérieure de l'estomac ; cependant Ancelet avance, que dans certains cas, quand l'estomac est situé plus bas que de coutume, le pancréas peut répondre au foie, ou à la paroi abdominale antérieure. La face postérieure, concave, se moule sur la convexité du rachis, dont elle est séparée par la veine splénique, la mésentérique supérieure et le commencement de la veine porte ; l'aorte se trouve à gauche, et la veine cave à droite. Le bord supérieur reçoit dans une gouttière l'artère splénique ; il est en rapport avec la première portion du duodénum, le lobe de Spigel et le tronc cœliaque. Ces rapports si nombreux nous expliquent donc les nombreux phénomènes que nous allons rapidement passer en revue. Nous signalerons d'abord des adhérences *cancéreuses* ou simplement *inflammatoires* avec les organes voisins.

L'observation de M. Dreyfus nous montre des adhérences péritonéales à la face inférieure du foie. M. Legendre mentionne un épaississement de la capsule de Glisson en certains endroits. Le *duodénum*, dans la plupart des cas, participe à l'altération ; c'est ce que, d'ailleurs, les rapports intimes qu'il affecte avec le pancréas nous faisaient prévoir. Le pylore peut être envahi par la tumeur ; quelquefois aussi les parois restées saines, sont refoulées par la tumeur, et l'orifice se trouvant rétréci, on a tous les symptômes de l'obstruction pylorique. Dans la seconde de nos observations, le duodénum resté sain est englobé dans la tête du pancréas et il admet à peine le passage du petit doigt ; dans la troisième, il est presque complètement oblitéré. Les connexions intimes qui unissent le *foie*, les *canaux* et la *vésicule biliaire* au pancréas nous montrent *à priori* de nombreuses lésions de ce côté. Ancelet ne note que vingt et une fois l'oblitération du canal cholédoque ; ce nombre est évidemment trop faible, puisque le cancer débute ordinairement par la tête. En effet, si nous nous reportons à nos observations, nous voyons l'ectasie des voies biliaires coïncider avec un rétrécissement cancéreux du calibre des différents canaux, et particulièrement du canal cholédoque : ce rétrécissement siège à l'embouchure de ce canal, dans l'ampoule de Vater, ou un peu au-dessus. La vésicule biliaire elle-même est dilatée : on a pu, dans la plupart de nos observations, la sentir à travers les parois abdominales ; elle est remplie d'une bile épaisse et noirâtre, quelquefois même on y a trouvé du pus.

Cette rétention absolue de la bile peut, dans certains cas, favoriser la formation de calculs. Le foie présente à la coupe cette coloration vert olive désignée sous le nom d'ictère du foie ; ordinairement il est farci de noyaux cancéreux en plus ou moins grande quantité. Dans l'observation de M. Legendre, il est absolument indemne, mais nous devons regarder ce fait comme exceptionnel. Enfin, disons en terminant que les vaisseaux environnant la tumeur peuvent éprouver certaines modifications, d'abord ce ne sont que de simples phénomènes de compression, mais plus tard cette compression intense et prolongée peut amener l'ulcération des vaisseaux et des hémorrhagies mortelles. L'artère splénique est particulièrement sujette à cet accident ; elle était amincie dans ses parois, ouverte en deux endroits dans l'observation de Mabille. Hertod cite un cas dans lequel la veine cave était ulcérée. Les ganglions cancéreux peuvent comprimer également les vaisseaux ; c'est ainsi que, dans l'observation de M. le docteur Gouguenheim, un ganglion carcinomateux était adhérent à la veine porte et la comprimait légèrement.

OBSERVATIONS

Observation I (inédite).

Cancer primitif du pancréas. — Compression du canal cholédoque. — Rétention biliaire complète. — Observation communiquée par M. Ernest Gaucher, ancien interne des hôpitaux.

Louis Lejeune, âgé de 70 ans, cordonnier, entre le 9 avril 1881 dans le service de M. le Dr Bucquoy, à l'hôpital Cochin, salle Saint-Philippe, lit no 6.

Antécédents. — Le malade, avant l'âge de 60 ans, n'a jamais eu de maladie grave ; à cette époque, il aurait été atteint d'un eczéma (?) de la face dont il reste d'ailleurs des traces sur le front. A 65 ans, il a été frappé d'une attaque de paralysie du bras droit, précédée d'embarras de la parole, mais sans perte de connaissance, sans aphasie proprement dite. Cette paralysie, très vraisemblablement, était due à un ramollissement cortical (?). Au bout de six mois, le malade s'est remis complètement et a pu reprendre son travail. Mais, il y a un an, il aurait éprouvé de grands chagrins ; sa femme est morte et il lui a fallu subvenir seul aux besoins de sa famille. Depuis sa paralysie, et depuis la mort de sa femme, il a toujours été triste et pleure pour le moindre motif. Cependant il ne conserve plus de traces de sa paralysie ancienne.

La maladie actuelle remonte à un mois environ. Depuis cette époque, il a perdu l'appétit, il a des aigreurs, il vomit fréquemment et il a maigri beaucoup et rapidement.

Au moment de son entrée à l'hôpital, le 9 avril 1881, le malade présente un état cachectique très prononcé, une teinte jaune-paille uniforme qui serait survenue, d'après lui, depuis une dizaine de jours seulement. Rien dans les poumons. Rien au cœur. Il est impossible, par la palpation, de sentir une tumeur quelconque dans la cavité abdominale ; on provoque simplement par la pression un peu de douleur à l'épigastre ; l'estomac n'est pas dilaté. Le foie ne paraît pas augmenté de volume, son bord tranchant est nettement perceptible. De temps en temps, vomissements, mais les matières vomies ne présentent rien de caractéristique, ce sont simplement des vomissements alimentaires ne renfermant pas de matières graisseuses ; ces vomissements surviennent surtout quand le malade a bu du vin. Constipation. *Pas d'albumine dans les urines, pas de bile, pas de sucre.*

18 avril. — La teinte jaune de la peau s'est peu à peu accentuée; elle est maintenant franchement ictérique. Les vomissements deviennent plus fréquents ; ils ne sont jamais noirs ; ils sont bilieux ou alimentaires. La cachexie s'accroît. Rien dans les urines. Rien de particulier dans les selles qui sont décolorées, mais ne contiennent ni sang, ni matières d'apparence graisseuse.

21 avril. — Rien de nouveau si ce n'est que les urines présentent maintenant la coloration et la réaction caractéristique des urines ictériques.

23 avril. — Depuis hier le malade a presque complètement perdu la notion de ce qui l'entoure ; il ne voit plus, il répond à peine aux questions qu'on lui pose.

26 avril. — Il tombe dans un demi coma, puis, dans un coma absolu. Il succombe le 2 mai au matin.

Le diagnostic avait été *cancer probable de l'estomac comprimant les voies biliaires.*

Autopsie. — Les artères périphériques, l'aorte, les coronaires sont atteintes de dégénérescence athéromateuse ; le cœur gauche participe également à la lésion et ce qu'il y a de plus remarquable c'est l'état de la veine splénique qui est également athéromateuse et dont le volume égale celui d'une artère fémorale.

Les reins sont petits, atrophiés et présentent les caractères ordinaires des reins séniles.

Le foie n'est pas augmenté de volume; il renferme quelques petits noyaux cancéreux secondaires disséminés sur la face convexe dans le lobe droit ; il est assez dur, assez résistant à la coupe et de coloration verdâtre. Ectasie considérable des voies biliaires. La vésicule est également dilatée; elle est remplie d'un liquide noirâtre ou vert bouteille, mais ne contient pas de pus, pas de calculs.

Le pancréas est transformé en une masse assez volumineuse, de coloration blanchâtre, dure à la coupe et présentant les caractères du cancer squirrheux du pancréas; oblitération complète du canal cholédoque dont l'occlusion donne lieu à une rétention biliaire absolue.

Les poumons, l'estomac, le cerveau ne présentent aucune lésion à l'œil nu. Il n'y a pas d'autre cancer viscéral que celui du pancréas, et les noyaux isolés de dégénérescence secondaire du foie.

Observation II

Cancer primitif du pancréas comprimant les voies biliaires, atrophie du ventricule droit, par P. L. Legendre, interne provisoire (1).

Louise M..., âgée de 77 ans, concierge, entre le 20 février 1881 dans le service annexe de l'hôpital Cochin, dirigé par R. Robert Moutard-Martin. Cette malade présente un ictère intense : toute la surface cutanée est couleur jaune orange, et en différents points du corps apparaissent des taches ecchymotiques pointillées de purpura ; toutes les sécrétions sont fortement colorées en jaune. L'urine est rare, d'un brun très foncé et présente par addition de l'acide nitrique une coloration vert bouteille, elle ne renferme *ni albumine ni sucre*. Les matières fécales sont demi liquides, d'un gris jaunâtre et d'aspect graisseux.

1. *Bull. Soc. méd. des hôpitaux* 1881.

L'interrogatoire de la malade, très malaisé à cause de sa surdité extrême, permet de reconstituer ainsi la marche de son affection ; depuis longtemps elle digérait mal, éprouvait un dégoût marqué pour les aliments et surtout pour la viande ; elle avait quelquefois des vomissements pituiteux le matin, mais jamais elle n'aurait eu de vomissements noirs, ni rendu de matières noires dans ses garde-robes. La jaunisse a commencé il y a un mois environ peu marquée d'abord et s'accentuant de plus en plus ; jamais avant elle n'avait eu la jaunisse, et toute sa vie s'est écoulée sans maladie importante.

Elle nie avoir fait des excès alcooliques, mais l'insistance qu'elle met à réclamer chaque jour un supplément de vin ne permet guère d'ajouter foi à ses dénégations.

Depuis quelques jours son anorexie est abslue et jadis obèse elle est considérablement amaigrie. L'examen de l'abdomen dénote une douleur à la pression dans l'hypocondre droit ; la matité hépatique ne paraît pas augmentée d'étendue ; à la palpation on sent une surface rénitente, mais lisse, le bord tranchant est perceptible, mais vers le bord externe du muscle droit, on sent une tumeur de la grosseur d'une forte noix régulièrement arrondie, d'une très grande dureté et un peu mobile qui doit être la vésicule biliaire distendue.

Dans la région épigastrique on sent une certaine rénitence, mais pas de tumeur localisée. La matité splénique est normale. Les battements cardiaques très lents. Souffle systolique, rude, intense, dont le maximum est à l'orifice aortique. Les artères radiales ne paraissent pas athéromateuses.

Œdème péri-malléolaire et prélabial assez marqué.

Pendant quelques jours le même état persiste, l'urine recueillie pendant deux jours a oscillé entre 300 et 500 grammes contenant de 6 à 8 grammes d'urée. A partir de ce moment il y a incontinence d'urine et de matières fécales. L'anorexie resta absolue et la faiblesse s'accrut ; mais aucun signe apparent d'urémie ne se manifestait quand le malade mourut subitement le 28 février.

Le diagnostic avait été : *compression des voies biliaires par un néoplasme, probablement du foie et peut-être secondaire à un cancer latent de l'estomac.*

Autopsie. — Foie pesant 1350 grammes résistant à la coupe, de coloration olivâtre, particulièrement foncée à la partie centrale des lobules qui sont distincts. Dilatation marquée des voies biliaires et surtout des canaux gros et moyens qui contiennent un muco-pus visqueux. Capsule de Glisson épaissie en certains endroits. Vésicule distendue au maximum par une bile noire comme de l'encre; pas de calculs.

Estomac intact. — Duodénum rétréci au niveau de sa deuxième portion admettant à peine le petit doigt, comme englobé dans la tête du pancréas, si bien que l'orifice des canaux cholédoque et pancréatique est difficile à trouver.

Le pancréas est irrégulièrement bosselé, dégénéré dans toute son étendue, de consistance lardacée et de coloration blanchâtre, laissant s'écouler peu de suc à la coupe. La rate est de volume ordinaire, dure à la coupe. Le rein droit volumineux présente une cavité kystique à sa partie inférieure, dans sa portion médullaire du volume d'une petite noix. Rein gauche petit, scléreux, d'une coloration verdâtre.

Les poumons congestionnés dans les lobes inférieurs présentent une coloration jaunâtre.

Le cœur est entouré d'une couche adipeuse trois fois plus épaisse que ses parois ; le tissu musculaire est d'un rouge grisâtre, gras au toucher.

L'aorte est saine jusqu'au voisinage des sigmoïdes, qui sont ainsi déformées par l'athérôme et rétrécissent l'orifice. Le ventricule est remarquablement atrophié, il est dans sa totalité si petit qu'il semble comme appendu au ventricule gauche, les parois en sont très amincies et la cavité vide de caillots ne contiendrait pas une noisette. Les valves de la tricuspide sont très petites et les piliers comme recroquevillés. L'oreillette a sa dimension et sa forme normale.

Il a paru intéressant de rapprocher ce fait d'un cas analogue présenté à la Société des hôpitaux le 24 décembre 1880 par M. Ferréol; il s'agissait d'une atrophie du ventricule droit trouvé à l'autopsie d'un sujet mort de cirrhose ; dans le cas actuel il y a également coexistence d'un ventricule droit atrophié, et d'un foie biliaire consécutif à la compression de l'ampoule de Vater par la pancréas squirrheux.

Observation III

Cancer primitif du pancréas, envahissement des gros conduits biliaires. Cancer secondaire du foie. Erosions hémorrhagiques de l'estomac, par M. Gille Bréchemin, interne des hôpitaux (1).

Parrot, 66 ans, entre le 27 avril salle Saint-Landry, n° 33.

La santé de Parrot a toujours été bonne jusqu'à il y a trois mois environ. Il n'accuse pas de maladies antérieures, il n'y a pas dans sa famille d'antécédents héréditaires qui puissent aider au diagnostic.

Depuis trois mois le malade a maigri beaucoup, il a perdu ses forces et ne peut plus travailler. Il avait perdu l'appétit, mangeait peu et digérait mal, quand il y a un mois il est devenu jaune. L'ictère s'est prononcé peu à peu et est devenu très intense. Puis à plusieurs reprises il a vomi du sang noir digéré réduit en poussière fine. Il a aussi rendu du sang avec des selles. Il se décide alors à entrer à l'hôpital.

État actuel. — Ce qui frappe d'abord chez ce malade c'est l'ictère intense dont il est atteint. Parrot est extrêmement cachectique, très amaigri ; il a un œdème des jambes et des cuisses. Il a perdu l'appétit, mange à peine et digère mal ce qu'il prend. Il souffre peu de l'estomac, et la pression ne détermine pas de douleur à l'épigastre ; il n'a pas de vomissements ni de diarrhée.

Les signes physiques sont presque nuls. Par de tumeur à l'épigastre. Le volume du foie est à peu près normal, et la palpation ne permet pas d'en explorer les faces.

Rien au cœur. Rien dans les poumons.

On diagnostique : *cancer de l'estomac siégeant probablement à la face postérieure et compression du canal cholédoque.*

Le malade est mis au régime lacté. Il s'affaiblit peu à peu et meurt le 14 mai.

1. *Bull. Soc. anat.* 1879.

Autopsie. — L'estomac ne présente nulle part de productions cancéreuses ; mais il est parsemé d'érosions hémorrhagiques extrêmement nombreuses : celles-ci sont situées sur les deux faces de l'estomac ; elles ont une couleur noire, sont grandes comme des têtes d'épingles ou des lentilles ; leur forme est arrondie, le fond est légèrement ulcéré mais dans une très faible profondeur. L'intestin est sain.

Le pancréas et les ganglions qui l'entourent sont convertis en une masse squirrheuse et lardacée de volume assez considérable. Ce cancer est surtout développé dans la queue du pancréas ; la tête est beaucoup moins envahie.

Le canal cholédoque traverse cette masse cancéreuse et y adhère fortement. Les parois sont manifestement envahies par le tissu cancéreux.

Le foie dont le volume est normal est parsemé de noyaux cancéreux peu volumineux et peu nombreux, fortement colorés en vert par la bile. Du reste le foie tout entier est jaune. Les autres organes sont sains, à l'exception du rein gauche qui présente quelques petits noyaux d'infarctus anciens colorés en jaune. Dans la rate on trouve aussi des infarctus, mais plus récents, ce qui s'explique facilement par ce fait que l'artère splénique était entourée de tous les côtés, par le tissu cancéreux du pancréas qui paraissait avoir envahi ses parois.

Observation IV

Cancer du pancréas et de la deuxième portion du duodénum et de l'ampoule de Vater. Dilatation considérable des canaux biliaires. Communication très étendue de la vésicule biliaire avec le colon transverse. Péritonite chronique adhésive. Tuberculose pulmonaire, par L. Dreyfus, interne des hôpitaux.

Hen... L., 83 ans, entre le 10 avril 1876 à l'Hôpital temporaire, salle Sainte-Hélène n° 26 (service de M. Hayem).

Bull. Soc. ana. 1876.

Il a toujours joui d'une excellente santé ; jamais d'accidents syphilitiques. Mais il a fait autrefois quelques excès alcooliques, et a travaillé pendant tout l'hiver dans des caves humides. La maladie débuta il y a sept mois par l'ictère, qui des conjonctives s'étendit rapidement à tout le corps. Un mois après, il y eut un premier accès de colique hépatique (douleurs très vives dans l'hypocondre droit, vomissements, accès de fièvre). Huit jours après nouvel accès ; après un intervalle d'une semaine, troisième accès. L'ictère persistait, les selles étaient décolorées, les urines rougeâtres. La santé était cependant assez bonne.

Il entra à Saint-Antoine, d'où il sortit amélioré après un séjour d'un mois. Mais le jour même de sa sortie, il fut repris de fièvre avec frissons répétés, courbature, grande faiblesse, douleurs dans l'hypocondre droit, phénomènes qui s'amendèrent au bout de douze jours. Au commencement d'avril il alla à Vincennes ; mais l'ictère devenant de plus en plus intense il se décida à entrer à l'hôpital.

État actuel, 16 avril. — Malade de constitution robuste, mais amaigri ; ictère intense verdâtre généralisé. Selles régulières blanchâtres. *Urines rouge acajou, avec reflet verdâtre, pigment biliaire, sans trace d'albumine.* Q. = *2 litres.* Fonctions digestives peu altérées. Appétit diminué ; assez fréquemment vomissements après ses repas. Douleur vive, continue, exaspérée par la pression à 3 travers de doigt au-dessous des fausses côtes dans l'hypocondre droit. A la palpation sensation d'empâtement, sans saillies ni bosselures, au niveau de l'hypocondre et de l'épigastre. Impossibilité de préciser les dimensions du foie. Estomac dilaté.

Jusqu'à la fin d'avril, l'état du malade ne se modifia pas sensiblement. Cependant l'ictère devint plus intense et les urines de plus en plus rouges. L'appétit resta assez satisfaisant ; tendance à la constipation. Selles presque entièrement décolorées. Région hépatique moins douloureuse du 1er au 8 mai. L'ictère paraît diminuer. Vésicatoire sur la région hépatique. Les urines renferment des traces d'albumine.

8 mai. — Le malade raconte que ses selles renfermaient de petits

corps durs, qui avaient causé une assez vive douleur pendant la défécation.

8 au 11 mai. — L'ictère est beaucoup moins intense, bien que les urines et les selles n'aient pas subi de modifications. L'état général n'est pas sensiblement modifié. Toutefois le malade dit se porter mieux.

12 mai. — Diarrhée très abondante qui affaiblit le malade.

13 mai. — Le malade est très faible et très amaigri. Selles plus nombreuses. Le 14 mai au matin le malade est très affaissé. Le malade meurt dans l'après-midi.

Autopsie. — Granulations miliaires dans les deux poumons.

Foie. — Au niveau du bord droit et de la face inférieure du foie, nombreuses adhérences péritonéales. Les ganglions de la face inférieure du foie sont noirâtres, très volumineux, comprimant légèrement le canal cholédoque et le canal cystique. On trouve à la face inférieure du foie deux masses entourées d'adhérences péritonéales. La première est formée par le pancréas, la seconde portion du duodénum et l'extrémité du canal cholédoque, la seconde par le colon transversal de la vésicule biliaire.

Le pancréas dans toute son étendue est criblé de petites tumeurs marronnées en partie molles et ayant l'aspect de l'encéphaloïde et surtout développées au niveau de la tête de l'organe.

En ouvrant le duodénum dans sa seconde portion, on constate que la paroi en est occupée par des masses fongueuses de même nature que les tumeurs du pancréas. Quelques-unes pénètrent dans l'orifice de l'ampoule de Vater et viennent faire saillie dans le canal cholédoque qui est presqu'entièrement oblitéré. En un point des masses cancéreuses du duodénum on voit sourdre d'un petit orifice une certaine quantité d'un liquide séreux. C'est l'orifice du canal pancréatique considérablement dilaté dans toute son étendue. En suivant les conduits biliaires vers le foie, on constate une dilatation considérable du canal cholédoque. Le canal cystique est également très dilaté. La glande hépatique n'est pas modifiée dans son volume. La vésicule biliaire renferme un liquide brunâtre, mais cependant pas de calculs.

L'examen microscopique fait par M. Gombault a démontré que la tumeur duodénale était un cancer alvéolaire.

Observation V

Cancer du pancréas, probablement primitif; cancer du colon, transverse de la région hépatique contiguë au gros intestin ; ictère progressif. Occlusion intestinale. Météorisme abdominal. Mort. Par le Dr Gouguenheim (1), médecin du Bureau central.

La nommée N..., âgée de 56 ans, blanchisseuse, est entrée à l'hôpital Temporaire le 30 avril.

Cette femme n'a pour antécédent morbide qu'un ictère léger qui a duré peu de temps.

Il y a environ quatre semaines, elle eut du malaise et perdit graduellement ses forces; l'ictère apparut huit jours après. Il devint rapidement intense, l'appétit disparut, les forces diminuèrent. Les selles décolorées, étaient fréquentes, et à ce moment la malade eut des vomissements alimentaires. Le ventre peu douloureux d'abord devint le siège de coliques. Les douleurs augmentèrent, le ventre devint plus volumineux, puis ce fut la constipation qui domina.

30 avril. — Soir : coliques, ictère intense, ventre ballonné, facies grippé. Ventre sonore à la percussion. Le foie semble avoir disparu. La région hépatique n'est pas douloureuse. Cathétérisme. 200 grammes d'urine.

1 mai. — Même état. Vomissements de lait caillé et de liquide bilieux : selles grises, liquides, car la malade a pris un purgatif. Pas de calculs.

Du 2 mai au 14 du même mois, M. Gouguenheim note les alternatives dans la santé du malade soit en mieux, soit en mal. Les *urines sont examinées et ne révèlent que la présence de biliverdine;* puis

1. *Bull. Société méd. des hôpitaux* 1878.

l'idée lui vint d'un cancer de l'intestin et du pancréas probable ; pour vérifier on administre à la malade de la graisse et on examine les selles. Pas de graisse dans les selles qui sont moulées, verdâtres à la surface. État moral détestable. L'idée d'un carcinôme de l'intestin est de plus en plus nette ; le caractère des selles et le météorisme constant sont une preuve irrécusable de cette opinion. La malade maigrit sensiblement ; commencement d'œdème des membres inférieurs. Pas de fièvre.

On peut constater le foie à sa place habituelle : la matité hépatique est d'une étendue très restreinte (4 à 5 cent. environ). L'organe est-il petit ou déplacé ? la dernière hypothèse est probable.

22 mai. — La malade succombe dans la prostration la plus complète. L'apyrexie a été constante.

Autopsie. — Le corps a la même coloration que pendant la vie. Sérosité dans l'abdomen. L'intestin grêle est distendu outre mesure. Les parois sont injectées. Le foie ne déborde par les fausses côtes ; il n'est pas hypertrophié ; à la coupe il est imprégné de bile ; les canaux biliaires sont dilatés. C'est au bord antérieur de cet organe qu'adhère le colon transverse ; et ce bord, une partie de la face inférieure, une partie de la face convexe sont le siège d'une tumeur carcinomateuse, de la grosseur du poing.

Le colon transverse est serré par ce tissu pathologique ; il en résulte une occlusion incomplète. Au niveau de la partie adhérente du foie le colon transverse est épaissi ; le duodénum se trouve englobé dans la tumeur ; il est rétréci dans un point de son trajet qui correspond à l'union de la première et de la seconde partie de l'intestin. La tête du pancréas est le siège d'une induration marquée ; à la coupe, le tissu normal a presqu'entièrement disparu pour faire place à une tumeur jaunâtre très dure à la coupe.

Le canal cholédoque est englobé dans la tumeur, et il admet à peine le passage d'un stylet de trousse. Au-dessus de la partie rétrécie le canal est dilaté et rempli d'un liquide visqueux. Tous les canaux biliaires sont dilatés et remplis de ce même liquide. La vésicule et le canal cystique sont légèrement dilatés. Près du hile du foie, un gros ganglion carcinomateux est adhérent à la veine-porte qu'il comprime légèrement.

Observation VI

Cancer probablement primitif du pancréas, par Richard Pott (1).

Malade âgé de 45 ans ; soigné auparavant pour un catarrhe chonique de l'estomac. Douleur vive qui a son siège à deux ou trois travers de doigt au-dessus de l'ombilic. Le malade éprouve un soulagement quand il prend une position assise et penche le corps en avant.

Désordre dans les organes digestifs. Langue toujours chargée, pas d'appétit, éructations acides, mais pas de vomissements. La soif n'est pas augmentée. Alternative de constipation ou de diarrhée. Les fèces sont décolorées et argileuses. A différentes reprises on vit nager sur le contenu liquide du vase des gouttelettes graisseuses de différentes dimensions en assez grande quantité. Cette circonstance s'explique par cela même que le patient absorbait de temps en temps sous forme de potions ou de lavements d'assez notables quantités d'huile de ricin. L'examen au point de vue de l'*albumine et du sucre est resté sans résultat.* Amaigrissement rapide.

État présent du 20 mars. — Le malade présente une teinte assez prononcée, les sclérotiques ont également une teinte jaunâtre. Langue très chargée. Par le palper on constate que le foie n'est pas hypertrophié, dans la région épigastrique, en palpant profondément, on sent des nodosités, indice d'une tumeur qui d'ailleurs est indolente. Entre l'appendice xiphoïde et l'ombilic on trouve un point très douloureux.

On diagnostiqua un carcinôme, et comme on pouvait exclure le cancer du foie, de l'estomac et du rectum on pouvait croire à un carcinôme des ganglions sous péritonéaux.

La maladie évolue lentement, la maigreur augmente, l'ictère subsiste ; léger œdème malléolaire. Malade meurt le 26 mai 1875.

Autopsie. — Dégénérescence cancéreuse de tout le pancréas ;

1. *Deutsche Zeitschrifft für praktische, med.* n° 16.

noyaux dans l'épiploon, et contre la paroi postérieure de l'estomac ; noyaux diffus dans le mésentère.

L'estomac est vide, les parois en sont épaissies. Vers la partie moyenne de la grande courbure on trouve une tumeur épaisse d'un centimètre et demi.

Foie peu augmenté de volume, adhérent par places ; dur, congestionné. Vesicule biliaire contient un peu de bile fluide.

Le pancréas placé au milieu des ganglions de l'épiploon, a gardé sa forme extérieure, il est un peu hypertrophié et plus dur qu'à l'état normal. Au milieu de la tumeur on trouve le canal de Wirsung comprimé ; il ressemble à une corde tressée, pleine, et débouche à l'endroit habituel dans le canal cholédoque.

N. B. — L'examen microscopique permettant de voir au milieu d'une puissante masse tressée en corde des alvéoles rondes et ovales, dont la paroi est tapissée par un épithélium cylindrique, l'auteur allemand est porté à croire que la lésion a débuté par le canal de Wirsung qui est revêtu d'un épithélium cylindrique.

Observation VII

Cancer primitif du pancréas, par Kernig (1).

Le malade, un homme de 53 ans, présentait un ictère intense. Le bord du foie se sentait sous les fausses-côtes, dur, sans inégalités cependant. Aucun symptôme du côté de l'estomac et de l'intestin. Dans les derniers jours, on put sentir dans la profondeur de l'abdomen, entre l'ombilic et le foie, une tumeur dure, résistante, de la grosseur d'une pomme d'api. On ne fit pas de recherches sur la présence de matières grasses dans les selles, ni de sucre dans les urines. L'autopsie montra un estomac sain, la transformation complète du pancréas en une masse cancéreuse qui comprimait le canal cholédoque. Dans le foie, deux petits noyaux cancéreux secondaires.

1. *Petersb. med. Woch.*, *n° 4 et Jahresbericht*, 1882.

DEUXIÈME PARTIE

DES DIFFÉRENTS SYMPTOMES DU CANCER DU PANCRÉAS, ET DE LEUR VALEUR AU POINT DE VUE CLINIQUE ET PHYSIOLOGIQUE.

Les différents symptômes attribués par les auteurs au cancer du pancréas peuvent être vrais au point de vue physiologique, mais perdent souvent de leur valeur au point de vue clinique. — C'est d'ailleurs ce que nous allons examiner dans ce chapitre. Nous diviserons cette étude en deux parties : 1° *symptômes de compression ;* 2° *symptômes dépendant du pancréas lui-même.*

1° Les symptômes de compression sont très importants, et souvent même, ils peuvent masquer la maladie principale. En effet, dans les 9/10 des cas, les malades présentent un ictère qu'il ne faut pas confondre avec la teinte subictérique de la cachexie cancéreuse. — Nous nous sommes assez étendu sur la pathogénie de cet ictère par compression pour n'avoir plus à y revenir. Il nous paraît avoir une *marche rapidement progressive*, les observations de MM. Gaucher, Legendre, Brechemin nous le démontrent ; peu intense à son début, il coïncide avec des douleurs vagues ressenties dans l'hypocondre droit ou à l'épigastre ; peu à peu cet ictère augmente d'intensité, et bientôt il atteint son apogée.

Alors le malade présente une teinte jaune verdâtre très prononcée ; ses sécrétions sont fortement colorées en jaune ; l'urine est d'un brun très foncé et présente par l'addition de l'acide nitrique une coloration verte ; les matières fécales sont également décolorées ; nous avons, en somme, mais à un degré très prononcé, tous les symptômes de l'ictère par compression. Les rapports du pancréas nous expliquent de même les phénomènes d'*ascite* que nous pouvons observer. Ancelet mentionne dans ses observations 34 fois l'ascite ; il est évident que nous devons tenir compte, dans cette statistique, de la cachexie qui peut avoir pour conséquence un épanchement de sérosité dans l'abdomen, mais nous trouvons aussi dans quelques cas les veines mésentériques et la veine porte comprimées. Nous pouvons de même rapporter à des phénomènes analogues, l'œdème des membres inférieurs par compression de la veine cave inférieure. Dans des cas très rares, comme celui signalé par M. Labadie-Lagrave, l'observateur qui palpe l'abdomen perçoit la sensation d'une masse soulevée en bloc par des battements isochrones au pouls ; cette tumeur peut en imposer pour un anévrysme de l'aorte abdominale, d'autant mieux que l'on perçoit un bruit de souffle ; là encore c'est un phénomène de compression.

II. *Symptômes dépendant du pancréas lui-même.* — Nous signalons d'abord la *cachexie* à marche rapide. Ce symptôme ne manque jamais. Du reste, l'influence du pancréas sur l'acte de la digestion nous explique cet amaigrissement rapide.

Ici se place une importante question ; les malades présentent-ils cet état spécial désigné sous le nom de *dyspepsie pancréatique*? M. le professeur G. Sée dans son beau traité des dyspepsies (1) consacre un article à cette question. Théoriquement cette dyspepsie devrait se traduire à la fois par la non-digestion des fécules, par la non-transformation des albuminoïdes et surtout des graisses, puisque nous admettons en physiologie cette triple action du suc pancréatique. Avons-nous le droit d'admettre, comme les observations de MM. Landouzy et Leroux tendaient à le prouver, que, dans ces cas, les aliments maigres sont seuls supportés, tandis que les autres sont rejetés? Si nous parcourons nos observations, nous voyons les malades présenter de nombreux troubles digestifs se traduisant ordinairement par des vomissements. M. Legendre nous rapporte l'observation d'un malade qui avait des vomissements pituiteux le matin, ce même malade présentait un dégoût marqué pour les viandes; cependant jamais on n'a pu observer dans les matières vomies des graisses ou des viandes non digérées.

Dans les autres observations, nous pouvons noter également le mauvais état des fonctions digestives se traduisant, chez les uns, par des vomissements alimentaires, chez les autres, par des vomissements pituiteux, bilieux. Dans certains cas, il nous faut tenir compte de l'obstruction plus ou moins complète du pylore, mais on peut rencontrer également les mêmes phénomènes avec un estomac parfaitement sain. En parcourant les observations d'Ancelet, nous avons relevé trois faits qui tendraient à donner raison à MM. Leroux et Landouzy : les aliments maigres, chez trois

1. G. Sée. *Traité des dyspepsies.*

de ces malades, étaient seuls supportés, tandis que les autres étaient rejetés; dans un de ces cas, les matières vomies contenaient une substance d'apparence albumineuse, quelquefois concrète. Cependant cet auteur ne nous paraît pas bien affirmatif à cet égard. Nous devons d'ailleurs, en supposant qu'il soit bien sûr de ce qu'il avance, regarder ce phénomène comme tout à fait exceptionnel, car, dans 197 autres cas, les vomissements ne présentaient rien de particulier, et nous-même, chez aucun des malades dont nous rapportons les observations nous n'avons retrouvé ces vomissements caractéristiques.

Nous sommes donc forcé d'admettre une dyspepsie, mais sans caractères nettement définis et pouvant revêtir différentes formes. C'est d'ailleurs l'opinion du savant professeur de l'Hôtel-Dieu, qui déclare que, dans certaines formes de la dyspepsie biliaire, les malades éprouvent également de la peine à digérer les graisses, ce qui enlève déjà beaucoup d'importance à la dyspepsie pancréatique.

Ptyalisme. — Ce symptôme est caractérisé par l'évacuation d'un liquide analogue à la salive et qui se fait, soit par régurgitation, soit par vomissement. Les anciens lui attribuaient une grande importance ; c'est ainsi que Franck parle d'un malade qui, emporté par un squirrhe du pancréas, rejetait par jour 3 kilogrammes de salive. Mazeau, chez un officier de cavalerie a rencontré une salivation abondante très fétide. Mondière a, dans plusieurs observations, signalé le ptyalisme, et ce médecin distingué le regarde comme un phénomène constant.

M. Besson, dans sa thèse, regarde ce flux salivaire exagéré comme un effort de la nature vers le rétablissement de l'équilibre physiologique, et lui attribue une grande part dans l'amaigrissement rapide constaté chez les cancéreux, Grisolle (1), sans nier absolument ce ptyalisme, avoue l'avoir toujours vu manquer. Bright n'en fait pas mention dans ses observations. Quant à nous, nous ne l'avons jamais rencontré, bien que l'analogie de structure du pancréas et des autres glande salivaires engage les observateurs à y voir une certaine similitude physiologique. Nous dirons, la même chose du pyrosis, et de ces troubles digestifs vagues qui n'indiquent autre chose qu'une dépravation des fonctions digestives.

Selles graisseuses. — Claude Bernard, voulant prouver l'action du suc pancréatique sur les graisses, détruisait le pancréas d'un animal en injectant dans son canal excréteur une matière grasse ; puis il donnait à cet animal une certaine quantité de graisse qu'il retrouvait en grande partie dans les selles. De ces diverses expériences ce savant avait été conduit à admettre, que, dans les affections du pancréas, on devait retrouver des graisses dans les selles.

M. le Dr Moyse, son élève, dans une thèse remarquable (2), réunit un certain nombre de faits qui tendaient à prouver l'assertion de son illustre maître. Déjà, bien avant la thèse de Moyse, Bright avait rapporté plusieurs observations tendant à donner à la *stéarrhée* (c'était le nom donné par Hufeland à cet écoulement anormal) une signification exagérée au point de vue du diagnostic. Il suffit, en effet,

1. Grisolle, *Traité de pathologie interne.*

2. *Etude historique et critique sur les fonctions et les maladies du pancréas.*

de consulter nos physiologistes les plus autorisés pour nous convaincre de ce fait. Dans les belles leçons qu'il a professées, M. Vulpian (1), notre éminent physiologiste, s'exprime ainsi : « Le suc pancréatique n'est pas le seul « liquide de l'économie qui jouisse de cette propriété de « réduire les matières grasses en une émulsion durable; « car, si l'on fait écouler le suc au dehors au moyen d'une « fistule pancréatique, les matières grasses qui passent de « l'estomac dans l'intestin subissent encore une émulsion « due à l'action du suc intestinal et de la bile, mais dans « ce cas les digestions sont plus difficiles. » Il en résulte donc que Cl. Bernard avait résolu la question d'une façon trop absolue.

« D'ailleurs, poursuit M. Vulpian, dans bien des cas « d'affection du pancréas, on n'avait jamais rencontré la « présence de graisses dans les fèces. M. Longet a rap- « porté de ces faits dans son traité de physiologie ; dans « d'autres cas au contraire, on a retrouvé des matières « grasses non digérées dans les selles, et pourtant le pan- « créas était absolument sain et on ne trouvait à l'autopsie « que des altérations du foie. » Et l'auteur conclut, d'après ses propres expériences et celles de Schiff qui, injectant de la paraffine dans le canal de Wirsung, a vu cependant l'émulsion des aliments gras se faire, que la doctrine de Cl. Bernard n'est pas entièrement acceptable, tant au point de vue clinique, qu'au point de vue physiologique. Il est évident que, dans ces derniers cas, l'émulsion des ma-

1. *Cours de physiologie fait à la faculté de Paris en* 1874, recueilli par Paulier.

tières grasses se faisait par la bile et le suc intestinal (Vulpian, Friedreich). M. le professeur Robin, dans son *Traité des humeurs* (1), après avoir constaté l'action du suc pancréatique sur les graisses, ajoute : « La propriété de dé-« composer les graisses en acide et glycérine, qui est si ma-« nifeste sur le suc pancréatique quand on l'examine à l'é-« tat isolé en dehors de l'économie, est tantôt annulée, tan-« tôt réduite à fort peu de chose dans le tube digestif. »

L'importance que l'on serait tenté d'attacher à la stéarrhée se trouve donc considérablement réduite après cette étude que nous venons de faire sur le mode d'action des liquides intestinaux ; c'est d'ailleurs ce que la clinique nous démontre tous les jours. En effet, si nous nous reportons aux observations que nous avons recueillies, nous voyons la présence de la graisse rarement signalée dans les fèces, malgré le soin que prenaient les observateurs dans leur examen. Le malade de M. Richard Pott présenta le phénomène de la stéarrhée : en effet, le docteur allemand nous raconte qu'à différentes reprises, on vit nager sur le contenu liquide du vase des gouttelettes graisseuses de différentes grandeurs ; mais il prend le soin de nous dire que ce phénomène s'explique par cela même que le patient absorbait en potions ou en lavements de notables proportions d'huile de ricin. Il nous est donc impossible à coup sûr, et surtout quand un malade prend des lavements d'huile de ricin, de donner ces évacuations alvines comme le type d'une stéarrhée physiologique. Qui de nous, en effet, n'a pas vu le même fait se reproduire ? Ancelet,

1. Robin. *Traité des humeurs morbides et normales.*

malgré l'importance qu'il attache à ce phénomène au point de vue du diagnostic, raconte l'avoir vu manquer dans la plupart des cas, et, dans les trente-sept observations qu'il rapporte il avoue n'être pas sûr du fait.

Nous sommes donc amené à considérer la stéarrhée comme l'indice pur et simple d'un *vice de digestion duodénale*. Et, de plus, nous pourrions presque affirmer que ce même symptôme doit manquer dans les cas où la maladie est localisée dans le pancréas seul. En effet, en parcourant les observations de Bright, nous avons noté ce fait, que la stéarrhée se rencontrait parfois, mais que l'autopsie faisait voir chez ces malades des altérations cancéreuses non-seulement du pancréas, mais du foie, du duodénum, des voies biliaires. Nous ferons les mêmes remarques pour le malade cité dans la thèse de M. Salles. D'un autre côté, dans les observations de Mondière, où la lésion du pancréas est expressément seule notée, ainsi que dans les observations rapportées dans cette thèse, chez le malade que nous avons eu l'occasion d'observer, nous ne rencontrons pas de graisses dans les selles. Il résulte de tout ceci que, nous serions tenté d'admettre que la stéarrhée coïncide le plus ordinairement avec un cancer du foie, ou du duodénum, ou du pancréas, mais qu'il est rare de rencontrer ce phénomène dans les cas où ce dernier organe seul est lésé. C'est d'ailleurs ce que la physiologie nous faisait prévoir.

Nous ne prétendons pas faire disparaître de la symptomatologie clinique la stéarrhée, évidemment, dans nombre de cas, ce symptôme mérite d'être pris en sérieuse considération ; nous tenons cependant à faire remarquer que son importance a été beaucoup exagérée par certains auteurs. Il est évident que, chez le malade de M. Labadie-Lagrave, ce fut ce phénomène qui mit ce clinicien sur la voix du diagnostic, mais, en même temps, coexistaient d'autres symptômes : douleur au niveau du rebord des fausses côtes, avec retentissement vers la colonne vertébrale, etc.... Nous allons d'ailleurs donner un extrait de cette observation.

Observation VIII.

Cancer mélanique du pancréas, du foie, du cœcum. Recueillie dans le service de M. Frémy, suppléé par M. Labadie-Lagrave, médecin des hôpitaux (1).

Le nommé A..., plombier, entre le 13 février 1880, à l'Hôtel-Dieu, salle Saint-Louis. Se plaint de douleurs qui ont leur siège principal sur le côté droit du ventre au niveau du rebord des fausses côtes, avec retentissement vers la colonne vertébrale. Vomissements alimentaires, quelquefois glaireux. Le malade a maigri beaucoup. Teinte jaunâtre de la peau. Malgré le ballonnement du ventre, on sent une tumeur dure, bosselée, soulevée en masse par des battements isochrones au pouls. *Rien dans les urines.* Le diagnostic était incertain, quand l'examen des selles fit reconnaître la présence de grumeaux blancs, qui, placés sur du papier, faisaient une tache huileuse. C'était de la graisse.

Autopsie. — Pancréas converti en une tumeur mélanique. Le canal de Wirsung est oblitéré. A la face postérieure du foie, on trouve également une tumeur mélanique.

1. Ext. thèse de Salles, 1879.

Les autres symptômes attribués par les auteurs au cancer du pancréas ne sont plus généralement admis, nous les citerons seulement pour mémoire. Friedreich a signalé des urines graisseuses chez un malade ; Clarke a raconté aussi de la lipurie chez une femme qu'il observait. Nous en dirons autant de la coloration bleue des urines trouvée dans les derniers temps et de la mélanodermie décrite par Aran.

La *palpation* peut dans certains cas fournir d'utiles renseignements, mais ces cas sont exceptionnels ; peu d'observateurs ont pu reconnaître la tumeur formée par le pancréas cancéreux ; dans l'observation de M. Labadie-Lagrave, on percevait bien la sensation d'une tumeur soulevée par des battements isochrones au pouls, mais nous avons vu tout à l'heure ce qu'il fallait penser de ce phénomème. On recommande d'examiner le malade couché sur le dos, et les parois abdominales dans le relâchement le plus complet ; l'estomac doit être vide. Dans tous les cas, c'est une opération fort délicate, si l'on songe aux nombreux organes qui se trouvent dans la région ; ordinairement on a la sensation d'un empâtement profond et d'une certaine résistance.

La *douleur* ne peut pas nous aider beaucoup ; tantôt elle siège à l'épigastre, le plus souvent dans l'hypocondre droit, rarement à gauche. Franck, dans son *Traité de pathologie interne*, nous donne comme signe presque certain des affections du pancréas la douleur dorsale ; Andral va plus loin en affirmant que la douleur retentit dans les lombes en suivant le trajet des nerfs qui se rendent au petit bassin ; Mondière appelle l'attention des cliniciens sur ce même lumbago, et le malade ne peut alors garder une position verticale et même redresser le tronc. Il nous suffira de dire que nos observations ne justifient pas les assertions de ces auteurs. La *percussion* du pancréas de M. Piorry (1) par la méthode dorso-lombaire nous semble tout au moins hypothétique. Ce savant lui même avoue que la plupart des maladies dont le pancréas pourrait être le siège ne sont pas accessibles au plessimétrisme.

1. Piorry. *Traité de la percussion.*

TROISIÈME PARTIE

RAPPORTS ENTRE LES AFFECTIONS CANCÉREUSES DU PANCRÉAS ET LE DIABÈTE MAIGRE

On s'est beaucoup occupé dans ces derniers temps d'une certaine forme de diabète sucré, lié aux altérations du pancréas. Ce fut M. Lancereaux, qui le premier en France, appela l'attention du monde médical sur ce fait. Il fit paraître en 1878 dans la *Gazette des hôpitaux* plusieurs observations tendant à établir que l'ensemble pathologique désigné sous le nom de diabète n'est pas une unité morbide, mais comprend plusieurs états distincts ; l'un d'eux paraît lié, suivant ce savant, à certaines lésions du pancréas. Déjà, disons-le en passant, M. le professeur Bouchardat avait émis, dans le supplément à l'*Annuaire de thérapeutique* de 1846, ses théories sur la digestion des féculents, et il y rattache la glycosurie à la suppression de ce liquide dans l'organisme. En 1878, ce même professeur, reprenant l'étude de la question, cite un cas d'atrophie et de cancer du pancréas avec glycosurie et diabète maigre.

Enfin, et pour terminer ce rapide aperçu, disons que parut en 1879 la thèse remarquable de M. le docteur Lapierre, inspirée par M. Lancereaux, et tendant à généraliser les idées du savant agrégé. Cette variété de diabète qui nous occupe est caractérisée par un début brusque et un amaigrissement considérable, avec polydipsie, polyphagie, polyurie et glycosurie, selles graisseuses, quelquefois par la perte des facultés génésiques, et surtout par une évolution rapide. Les rapports qui existent entre les maladies du pancréas et cette variété de diabète dont nous venons d'esquisser les principaux traits sont différemment interprétés dans le monde médical. Les uns soutiennent que l'atrophie du pancréas est excessivement rare chez ces diabétiques, et opposent aux observations de M. Lancereaux un nombre considérable de cas sans atrophie de l'organe. Les autres, avec M. Jaccoud, n'y veulent voir qu'une simple lésion concomitante. Dans son article magistral sur le diabète, ce dernier auteur n'attache qu'une très mince valeur à l'atrophie du pancréas, en raison même du petit nombre de faits observés jusqu'à nos jours. Suivant M. Cyr, l'atrophie du pancréas qui coïncide avec celle du foie et de l'estomac est le résultat de la désassimilation exagérée qui caractérise le diabète maigre. Enfin, chacun s'accorde à reconnaître que, plusieurs malades ont présenté les symptômes du diabète pancréatique et, à l'autopsie, on trouvait un pancréas absolument sain. Évidemment ces différentes objections sont graves et méritent d'être prises en sérieuse considération.

Il ne nous appartient pas, dans les limites que nous avons assignées à ce modeste travail, d'étudier cette question déjà si complexe, sous toutes ses faces ; nous voulons prendre simplement les affections cancéreuses du pancréas et examiner s'il existe vraiment des rapports entre le diabète maigre et le cancer, rapports qui puissent justifier la théorie du diabète pancréatique. M. Lapierre, dans sa thèse inaugurale (1) (page 23) consacre un chapitre spécial aux lésions diverses du pancréas pouvant amener la glycosurie, et met surtout en cause le cancer.

En effet, d'après cet auteur, les phénomènes que l'on observe sont avant tout des phénomènes de compression, portant sur le canal de Wirsung, phénomènes qui ont pour résultat l'obstruction du canal pancréatique et partant l'atrophie de l'organe ; il en résulte une suppression absolue des fonctions du pancréas, condition sans laquelle le diabète pancréatique ne saurait exister. Plus loin, il ajoute, pour justifier cette opinion, que toute tumeur, qui ne siègerait pas à la tête du pancréas de manière à fermer le canal de Wirsung à sa terminaison, ne peut pas produire les mêmes désordres. M. Lapierre, en faveur de cette théorie, rapporte plusieurs observations très intéressantes. Un de ces malades, dont l'observation est rapportée par M. le professeur Frerichs dans son traité (2), succomba en présentant les symptômes du diabète maigre ; on trouva à l'autopsie de cet homme un cancer occupant spécialement la tête du pancréas. M. le Dr Moyse cite, dans sa thèse, l'observation d'un malade de B ight ; là nous avons encore coïncidence entre les lésions du pancréas et le diabète. Enfin M. le professeur Bouchardat a constaté également un cas de ce genre dont nous n'avons pu malheureusement nous procurer la relation.

Voilà, d'après nos recherches, les seules observations

1 Thèse de Paris, 79.

2. *Traité des maladies du foie et des voies biliaires.*

vraiment sérieuses qui puissent justifier la théorie du diabète pancréatique. Cependant les auteurs qui ont étudié spécialement le cancer du pancréas ont pu réunir un nombre assez considérable d'observations pour que nous puissions en tenir compte. Fauconneau-Dufresnes, Da-Costa, Maigre, n'en font pas mention ; Ancelet, dans les observations si consciencieuses qu'il a recueillies, ne mentionne même pas la possibilité d'une coïncidence. Il est vrai que l'on peut nous objecter avec quelque raison que l'examen des urines n'a pas été fait. Evidemment la plupart de ces observations manquent de rigueur scientifique (nous l'avons déjà fait remarquer en traitant de la localisation spéciale du cancer) ; mais ce n'est pas, selon nous, une raison suffisante, car le diabète se présente avec des symptômes tellement nets et tellement tranchés que les observateurs auraient été mis forcément sur la voie du diagnostic.

Dans le diabète, les malades, après quelques troubles digestifs de peu d'importance, commencent à entrer dans la période vraiment caractéristique de la maladie : ils voient apparaître successivement de la polydipsie, de la polyphagie, de la polyurie, en même temps qu'un amaigrissement rapide. Il suffit de lire quelques-unes de ces observations pour voir que l'évolution du cancer du pancréas est tout à fait différente de celle du diabète, chez la plupart de ces malades, pour ne pas dire chez tous. En effet, chez les cancéreux, les troubles digestifs s'accentuent de plus en plus, le malade arrive à ne plus rien supporter et il meurt dans l'anorexie la plus absolue. Il n'y a que l'évolution rapide de la maladie qui puisse ressembler à la marche suivie par le diabète maigre, mais cela, nous l'avons vu plus haut, doit être mis sur le compte de la suppression de liquides digestifs, aussi importants que la bile, le suc pancréatique et même les glandes duodénales.

On peut nous objecter aussi que le cancer quelquefois se localise partiellement dans la queue du pancréas, et que par conséquent, la glande peut encore accomplir ses fonctions dans une certaine mesure. Nous n'avons à répondre qu'une chose, c'est que ce fait est excessivement rare, le cancer débutant ordinairement par la tête ; et nous avons ainsi l'oblitération presque forcée du canal de Wirsung et, par conséquent, suppression totale de la fonction pancréatique. Enfin, si les anciens auteurs n'ont pas examiné les urines, nous pouvons produire des observations qui ne sont pas susceptibles des mêmes reproches. En effet, dans la plupart de celles que nous avons recueillies, le sucre a soigneusement été recherché, et on n'a pu parvenir à découvrir la moindre réaction caractéristique ; la marche de la maladie a toujours été différente de celle suivie par le diabète maigre. Enfin, si nous n'avions crainte de nous répéter, nous pourrions encore opposer les arguments que nous faisions valoir au commencement de ce chapitre. M. le Dr Dreyfous dernièrement, dans sa thèse d'agrégation (1), tout en semblant admettre un certain rapport de causalité entre la destruction du pancréas et le diabète maigre, n'est cependant pas très explicite à ce sujet.

De cet ensemble de faits, il résulte pour nous que la glycosurie est un phénomène excessivement rare chez les malades atteints de cancer du pancréas, trop rare même

1. Dreyfous, thèse d'agrégation. Paris, 1883.

pour qu'il puisse être pris en sérieuse considération ; par conséquent, cette même glycosurie diabétique, sur laquelle on aurait fondé de si belles espérances au point de vue du diagnostic, ne peut nous être d'aucune utilité. Nous ne voulons pas absolument nous élever contre la théorie émise par le savant agrégé de la faculté, mais nous tenons cependant à faire remarquer que, pour le sujet qui nous occupe, rien ne peut justifier dans nos observations la théorie du diabète pancréatique.

QUATRIÈME PARTIE

DIAGNOSTIC. DURÉE. MARCHE DE LA MALADIE

Le *diagnostic* est extrêmement difficile sinon impossible. Nous avons discuté plus haut la valeur de certains symptômes regardés comme pathognomoniques ; de plus le cancer s'accompagne ordinairement de lésions concomitantes si importantes que la maladie principale se trouve méconnue.

La non-digestion des albuminoïdes, des féculents et des graisses nous indique un défaut de digestion stomacale ou duodénale aussi bien que l'absence du suc pancréatique. La palpation, la localisation de la douleur peuvent nous mettre quelquefois sur la voie mais très rarement. Cependant je crois utile d'appeler l'attention sur deux symptômes qui font rarement défaut, c'est l'*ictère* apparaissant à une période assez avancée de la maladie et affectant une *marche progressive,* et la *cachexie à forme rapide* qui accompagnent toujours le cancer du pancréas.

La *marche* de la maladie est très rapide et dans la plupart de nos observations, les choses nous semblent se succéder, dans l'ordre suivant. La période de début est caractérisée par des douleurs vagues, et surtout des troubles digestifs consistant en vomissements et mauvaises digestions. Le malade commence à maigrir et parfois les téguments commencent à avoir une teinte subictérique.

Dans la seconde période tous ces différents phénomènes s'accentuent, la douleur augmente, les vomissements deviennent de plus en plus fréquents, et l'ictère se prononce. Enfin le malade s'affaiblit de plus en plus, la cachexie devient considérable, vomissements alimentaires, bilieux, hydropisies, ictère intense allant presque jusqu'à la teinte noirâtre des téguments, diarrhée, sueurs, et enfin le malade s'éteint dans le marasme. Notons cependant que dans certains cas la mort peut survenir d'une façon plus rapide, subite même, par ulcération de la veine-cave, de la veine-porte, de l'artère splénique, de la coronaire stomachique et même par perforation de l'estomac (Ancelet) ; mais ces faits sont excessivement rares.

La *marche* de la maladie est rapide, avons-nous dit ; elle met ordinairement de deux à trois mois dans son évolution. Inutile de dire que le pronostic est toujours fatal.

TRAITEMENT

Le traitement ne peut être assurément que palliatif ; nous ne pouvons rien en effet contre la maladie en elle-même. Contre la douleur on prescrira des préparations opiacées ; on donnera du chloral, ou l'on fera des injections hypodermiques de chlorhydrate de morphine ; on pourra de même appliquer sur l'abdomen des cataplasmes de ciguë, de farine de lin avec quelques gouttes de laudanum. La seconde indication consiste à soutenir les forces du malade par les toniques, l'extrait de quinquina, l'alcool. Enfin se pose ici une dernière indication : suppléer à l'alimentation défectueuse du malade. Fles soignait un malade qui rejetait des matières grasses dans les selles, et des débris de viande. Il lui fit avaler du pancréas de veau frais coupé en morceaux et les selles redevinrent normales.

Assurément M. Fles dut se trouver très heureux d'obtenir de si beaux résultats avec du pancréas de veau, le fait est rare dans l'espèce ; tous les auteurs s'accordent généralement à admettre que le suc gastrique détruit dans l'estomac la pancréatine et l'empêche d'agir. Cependant nous pouvons, et d'ailleurs M. le professeur G. Sée le conseille dans son traité des dyspepsies, quand on soupçonne un cancer du pancréas, faire ingérer au malade de la pancréatine.

On peut aussi obtenir des peptones pancréatiques et les faire absorber par l'intestin sous forme de lavements.

CONCLUSIONS

I. — Bien que le cancer du pancréas soit le plus souvent secondaire à un autre cancer abdominal (foie, estomac, intestin, etc.) il existe cependant un certain nombre de cas bien avérés de cancer primitif de cet organe.

Presque toujours le cancer débute par la tête.

II. — Il est très difficile pour ne pas dire impossible dans la plupart des cas, de poser un diagnostic précis. Il n'y a pas de signe absolu, certain, pathognomonique de cette affection. Cependant, d'après nos observations, la symptomatologie du cancer nous paraît surtout caractérisée par deux phénomènes : l'ictère à marche progressive due à l'oblitération du canal cholédoque, et la cachexie à forme rapide.

La stéarrhée, les vomissements de matières grasses, la sensation de tumeur, la nature de la douleur, etc. ne constituent pas des phénomènes constants.

III. — Le cancer du pancréas met en général peu de temps à évoluer (2 à 3 mois).

IV. — La forme anatomique la plus communément observée est le squirrhe.

V. — Les observations tendant à prouver les rapports

entre le diabète maigre et le cancer du pancréas ne sont ni assez nombreuses, ni assez concluantes pour que nous puissions en tirer quelque utilité pour le diagnostic. Nous ne pouvons jusqu'ici, saisir dans l'association du diabète et du cancer du pancréas qu'une simple coïncidence.

INDEX BIBLIOGRAPHIQUE

Robin. — Traité des humeurs morbides et normales.

Cl. Bernard. — Mémoire sur le pancréas et sur le rôle du suc pancréatique dans les phénomènes de la digestion. Paris 1856.

Corvisart. — De l'influence de la digestion gastrique sur l'activité fonctionnelle du pancréas.

Vulpian. — Cours fait à la faculté, recueilli par Paulier. Paris 1874.

Bécourt. — Thèse de Strasbourg, 1830.

Mondière. — Recherches pour servir à la pathologie du pancréas.

Franck. — Traité de pathologie interne.

Moyse. — Thèse de Paris, 1852.

Fauconneau-Dufresne. — Précis des affections calculeuses du foie et du pancréas.

Besson. — Thèse de Paris, 1864.

Salles. — Thèse de Paris, 1879.

Ancelet. — Étndes sur les maladies du pancréas.

Maigre. — Thèse de Paris, 1866.

Lancereaux. — Notes et réflexions sur deux cas de diabète sucré avec altération du pancréas (Bull. acad. médecine. — Nov. 1877).

Lapierre. — Thèse de Paris, 1879.

Imp. A. Derenne, Mayenne. — Paris, boul. Saint-Michel, 52.

Imprimerie A. DERENNE, Mayenne. -- Paris, boulevard Saint-Michel, 52.

www.ingramcontent.com/pod-product-compliance
Lightning Source LLC
LaVergne TN
LVHW012008160826
845678LV00002B/714

* 9 7 8 2 3 2 9 6 6 8 1 2 3 *